37 Recettes de Repas Post-Chimiothérapie:

Remettez-vous en forme avec ces aliments riches en nutriments et emballés de vitamines

Par
Joe Correa CSN

COPYRIGHT

ACKNOWLEDGEMENTS

Ce livre est dédié à mes amis et à ma famille ayant eu des maladies bénignes ou graves afin que vous puissiez trouver une solution et faire les changements nécessaires dans votre mode de vie.

37 Recettes de Repas Post-Chimiothérapie:

Remettez-vous en forme avec ces aliments riches en nutriments et emballés de vitamines

Par

Joe Correa CSN

TABLE DES MATIÈRES

Copyright

Remerciements

À propos de l'Auteur

Introduction

37 Recettes de Repas Post-Chimiothérapie: Remettez-vous en forme avec ces aliments riches en nutriments et emballés de vitamines

Autres Titres de Cet Auteur

À PROPOS DE L'AUTEUR

Après des années de recherche, je crois sincèrement aux effets positifs qu'une alimentation correcte peut avoir sur le corps et l'esprit. Mes connaissances et expériences m'ont aidé à vivre en bonne santé au fil des ans et je les aie partagées avec ma famille et mes amis. Plus vous en savez sur la façon de manger et boire sainement, plus tôt vous aurez envie de changer votre vie et vos habitudes alimentaires.

L'alimentation est une partie essentielle de quelque processus visant à être en bonne santé et à vivre longtemps, donc commencez aujourd'hui. La première étape est la plus importante et la plus significative.

INTRODUCTION

37 Recettes de Repas Post-Chimiothérapie: Remettez-vous en forme avec ces aliments riches en nutriments et emballés de vitamines
Par Joe Correa CSN

Après avoir vaincu le cancer, vous vous sentez plus fort, plein d'énergie et vous exhortez à un mode de vie plus sain.

Lorsque vous avez fini avec la chimiothérapie, il reste un point important dans votre vie : comment améliorer votre santé de la meilleure façon possible et profiter pleinement de la vie devant vous.

Quel que soit votre âge et votre sexe, la clé d'un mode de vie plus sain tient à peu de choses : une alimentation équilibrée, du sport, et garder un poids sain. Mais le plus important est une alimentation saine. C'est la base d'un bon rétablissement après avoir eu à vivre votre pathologie.

Afin de vous aider à garder une alimentation équilibrée riche en vitamines, protéines, fibres, etc. J'ai créé une collection de recette vous offrant une solution rapide et facile pour vos repas après la chimiothérapie.

Chaque individu a des symptômes différents après le traitement, mais ils ont tous quelque chose en commun, un organisme délicat qui a besoin d'un rétablissement rapide.

Les recettes de ce livre ont été créées en suivant une seule règle : plus il y a de nutriments, mieux c'est. C'est ce dont votre corps a besoin en ce moment, et c'est ce que je veux vous donner.

Vous trouverez une véritable mine d'or nutritionnelle dans chacune de ces recettes. De plus, elles sont savoureuses et bien présentées ce qui les rendent idéales pour toute la famille !

Ça n'a pas été une période facile pour vous. J'espère vraiment que ces recettes vous aideront à rendre la prochaine phase de votre vie plus agréable, plus saine, et plus savoureuse ! C'est mon plus grand désir de vous aider à regagner votre santé et à la garder !

37 RECETTES DE REPAS POST-CHIMIOTHERAPIE: REMETTEZ-VOUS EN FORME AVEC CES ALIMENTS RICHES EN NUTRIMENTS ET EMBALLES DE VITAMINES

1.   Salade de Thon Rapide

Ingrédients :

170g de thon sans huile, égoutté

1 petit oignon, coupé en dés

2 tomates rouges de taille moyenne, coupée en dés

110g de persil frais, émincé fin

2 c.s. de jus de citron

85g de Romaine, émincée

110g de Mozzarella, en cubes

2 c.s. de crème surette, allégée

1 c.c. d'huile d'olive

½ c.c. de sel

¼ c.c. de poivre noir, moulu

Préparation :

Mélanger les tomates, l'oignon, et la laitue dans un saladier.

Verser un filet de jus de citron saupoudrer de sel. Ajouter le thon et remuer pour que les ingrédients soient bien mélangés.

Verser la salade dans de grands bols. Verser la crème et saupoudrer avec le poivre.

Servir immédiatement.

Informations nutritionnelles par part : Kcal : 380, Protéines : 31.4g, Glucides : 18.7g, Graisses : 22.4g

2.   Sandwiches de Montagne

Ingrédients :

1 tête de laitue Iceberg

1 tomate de taille moyenne, tranchée

6 tranches de pain de sarrasin

Pour la sauce :

1 c.s. d'amandes

2 c.s. de lait écrémé

110g de fromage de chèvre, émietté

2 c.s. de noix

¼ c.s. de vinaigre balsamique

½ c.c. de poivre noir, moulu

½ c.c. de sel

1 c.c. de graines chia

Préparation :

Mettre les amandes, les noix, le poivre, et le sel dans un robot ménager. Ajouter le lait, le vinaigre et le fromage. Mixer jusqu'à ce que la mixture soit onctueuse. Verser dans un saladier et ajouter une cuillère à café de graines chia. Mettre de côté.

Mettre une feuille de laitue et 1-2 tranches de tomates sur chaque tranche de pain. Ajouter le mélange crémeux sur chaque tranche, et couvrir avec une autre feuille de laitue et une autre tranche de pain.

Informations nutritionnelles par part : Kcal : 143, Protéines : 10.4g, Glucides : 21.4g, Graisses : 12.4g

3.   Poivrons à la Crème

Ingrédients :

220g de Feta émiettée

1 poivron de taille moyenne, coupé en petits morceaux

1 c.s. d'huile d'olive vierge

2 œufs élevés en plein air

½ c.c. de sel

½ c.c. de gingembre

Préparation :

D'abord, faire bouillir les œufs. Mettre deux œufs dans une casserole d'eau bouillante. Cuire pendant 10 minutes. Rincer et égoutter. Laisser refroidir pendant un moment et enlever les coquilles. Vous pouvez ajouter une cuillère à soupe de levure chimique dans de l'eau bouillante. Cela permet d'enlever les coquilles plus facilement. Couper les œufs en petits morceaux et verser dans un robot ménager.

Ajouter sel, gingembre, et le fromage. Mixer pendant 30 secondes ou jusqu'à ce que la mixture soit onctueuse. Verser la mixture dans de grands bols.

Ajouter les poivrons coupés en dés et bien mélanger. Mettre au réfrigérateur pendant environ 30 minutes avant de servir.

Informations nutritionnelles par part : Kcal : 143, Protéines : 10.4g, Glucides : 21.4g, Graisses : 12.4g

4.   Froid d'Hiver

Ingrédients

220g de yaourt Grec

1 c.c. de farine de coco

1 petite pêche, dénoyautée et pelée

1 c.c. de menthe, moulue

1 c.s. de miel

1 c.c. de zest de pomme rouge

½ c.c. d'extrait de vanille

Préparation :

Mélanger tous les ingrédients dans un robot ménager sauf le zest de pomme. Mixer jusqu'à ce que la mixture soit onctueuse et verser dans les verres.

Saupoudrer avec la farine de coco et le zeste de pomme.

Mettre au réfrigérateur au moins une heure avant de servir.

Informations nutritionnelles par part : Kcal : 172, Protéines : 12.3g, Glucides : 29.5g, Graisses : 18.4g

5. Parfait de Bleuets Sauvages

Ingrédients :

110g de bleuets sauvages

2 c.s. d'extrait de bleuet

20cl de lait

2 c.s. de crème de lait

1 gros œuf

2 blancs d'œuf

1 c.s. de miel

Préparation :

Faire chauffer le lait à feu doux dans une grande casserole. Ajouter la crème et continuer de mélanger sans relâche. Vous ne voulez pas le faire bouillir ! Enlever du feu et laisser refroidir pendant un moment.

Ajouter l'œuf, les blancs d'œuf, le miel, les bleuets frais. Mélanger et mettre au réfrigérateur pendant la nuit or ou au moins 3-4 heures avant de servir.

Informations nutritionnelles par part : Kcal : 272, Protéines : 12.4g, Glucides : 62.4g, Graisses : 18.4g

6.   Bar au Raifort

Ingrédients :

1kg de bar, sans os

1 oignon de taille moyenne, coupé en dés

60g de tomates cerise

110g de céleri, émincé

2 c.s. de persil frais, émincé

1 carotte de taille moyenne, tranchée

2 c.s. d'huile d'olive

2 gousses d'ail, coupées en dés

2 c.s. de jus de citron

1 c.c. de mélanges pour légumes

1 c.c. de poivre noir, moulu

1 c.c. de sel

Eau

Pour la sauce :

25g de raifort préparé

20g de crème surette

1 c.c. de sel

1 c.s. de câpres

Préparation :

Mettre le poisson et els légumes dans une grande casserole et ajouter de l'eau jusqu'à ce qu'elle couvre tous les ingrédients. Ajouter le jus de citron, le poivre, l'huile d'olive, et couvrir. Laisser cuire pendant environ 30 minutes à basse température. Enlever du feu et laisser refroidir pendant un moment.

Pendant ce temps, mélanger tous les ingrédients pour la sauce dans un saladier. Bien mélanger.

Égoutter le poisson et les légumes et mettre dans des assiettes. Verser un filet de sauce sur le poisson et les légumes.

Vous pouvez servir avec des tranches de citron pour encore plus de gout !

Bon appétit !

Informations nutritionnelles par part : Kcal : 332, Protéines : 32.1g, Glucides : 10.3g, Graisses : 13.4g

7.   Barres Quinoa-Prunes

Ingrédients :

4 c.s. de quinoa, précuit

2 bananes de taille moyenne, tranchées

220g de flocons d'avoine

1 œuf élevé en plein air

1 c.c. de cannelle

1 c.c. de graines de lin

110g de prunes, coupées en dés

1 c.s. d'amandes, émincées

¼ c.s. de sel

1 c.s. d'huile végétale

Préparation :

Préchauffer le four a 200°C.

Mélanger les bananes et les œufs dans un saladier. En utilisant une fourchette, fouetter. Mettre de cote.

Prendre un grand saladier et mélanger tous les ingrédients. Ajouter le quinoa et le mélange œuf-bananes. Mélanger et mettre sur une plaque.

Cuire pendant environ 25 minutes, or jusqu'à ce qu'ils soient dorés. Enlever du four et laisser refroidir pendant un moment.

Couper en parts égales et servir avec du lait, optionnel.

Informations nutritionnelles par part : Kcal : 152, Protéines : 9.9g, Glucides : 23.5g, Graisses : 4.8g

8.   Salade Haricots Verts Pommes de Terre

Ingrédients :

2110g d'haricots verts, précuits

2 pommes de terre de taille moyenne, pelées, en cubes et cuites

2 c.s. de câpres

2 gros œufs, cuits, pelés et tranchés en quartiers

1 c.s. de persil frais, émincé

Pour la vinaigrette :

110g de crème surette, allégée

1 c.c. de moutarde de Dijon

1 c.s. de jus de citron

½ c.c. de vinaigre balsamique

½ c.c. de poivre noir, moulu

Préparation :

Mélanger tous les ingrédients pour la sauce dans un saladier Mélanger et mettre de côté.

Mélanger les haricots, les câpres et les cubes de pommes de terre dans un grand saladier. Ajouter les quartiers d'œufs et verser un filet de vinaigrette.

Pour plus de gout, saupoudrer de persil frais, et servir.

Bon appétit !

Informations nutritionnelles par part : Kcal : 252, Protéines : 8.7g, Glucides : 32.5g, Graisses : 10.8g

9.   Œufs Sibériens

Ingrédients :

6 œufs élevés en plein air

110g de fromage circassien

12cl de crème épaisse

1 c.s. de persil frais, émincé

1 c.s. de miel

Préparation :

Mettre deux œufs dans une casserole d'eau bouillante et cuire pendant environ 10 minutes. Rincer et égoutter. Laisser refroidir pendant un moment et mettre de côté.

Pendant ce temps, mélanger le fromage, le persil, et la crème épaisse dans un grand saladier. Peler et couper les œufs en petits bouts et ajouter à la mixture crémeuse.

Ajouter du miel et Mettre au réfrigérateur pendant 20 minutes avant de servir.

Informations nutritionnelles par part : Kcal : 208, Protéines : 13.5g, Glucides : 10.7g, Graisses : 13.6g

10.   Légumes Verts Crémeux

Ingrédients :

170g de chou kale, émincé

170g d'épinards, émincés

115g de choux de Bruxelles, en moities

50cl de bouillon de légumes

½ c.c. de poivre noir, moulu

Pour la crème :

2 c.s. de beurre

1 c.s. de farines

1 c.s. de moutarde de Dijon

110g de crème fouettée

1 c.c. de sel

½ c.c. de poudre de poivrons rouges

Préparation :

Verser le bouillon de légumes dans une casserole et faire bouillir. Maintenant, ajouter le chou kale et les épinards et saupoudrer avec le poivron pour plus de gout. Ajouter plus d'eau si les légumes ne sont pas couverts par le bouillon de légumes. Couvrir avec un couvercle et réduire la température. Cuire pendant environ 15 minutes, ou jusqu'à ce que les légumes soient mous. Enlever du feu et laisser refroidir.

Mélanger les ingrédients pour la crème dans un saladier. Bien mélanger.

Verser les légumes dans un plat à servir ou un bol et ajouter la crème. Mélanger et ajouter la poudre de poivrons.

Servir immédiatement.

Informations nutritionnelles par part : Kcal : 213, Protéines : 5.2g, Glucides : 15.5g, Graisses : 14.6g

11. Pancake Avoine Pomme et Vanille

Ingrédients :

110g de farine sans gluten

1 gros œuf

25cl de lait de coco

½ pomme d'Alfriston, en tranches

20g d'avoine

1 c.c. d'extrait de vanille

Huile pour cuisiner

Yaourt pour la sauce

Préparation :

Mélanger tous les ingrédients dans un grand saladier. Verser de l'huile dans une petite poêle.

Verser 10cl du mix pancake et refroidir pendant environ trois minutes sur chaque côté.

Ajouter une cuillère à soupe de yaourt.

Informations nutritionnelles par part : Kcal :298, Protéines :31.4g, Glucides : 42.5g, Graisses : 26.7g

12. Saumon à la Sauce Worcester

Ingrédients :

4 steaks de saumon, coupé en dés

50cl de bouillon de légumes

2 carottes de taille moyenne, tranchées

1 courgette de taille moyenne, pelée et tranchée

1 poivron de taille moyenne, coupé en dés

Pour la sauce :

2 c.s. de sauce Worcester

1 c.c. de vinaigre de cidre de pommes

1 c.s. de jus de citron

1 c.c. de sel

½ c.c. de poivre noir, moulu

1 c.s. de basilic frais, émincé

Préparation :

Mélanger tous les ingrédients pour la sauce dans un saladier. Mettre de côté pendant 15 minutes pour laisser les parfums se mélanger.

Verser 50cl de bouillon de légumes dans une grande casserole. Ajouter les steaks de saumon et les légumes. Assaisonner avec sel et poivre. Ajouter de l'eau si les légumes ne sont pas couverts de bouillon. Couvrir et cuire pendant 20 minutes à température moyenne. Retirer du feu et laisser refroidir pendant un moment.

Égoutter le saumon et les légumes et verser dans un plat. Verser un filet de sauce et servir.

Bon appétit !

Informations nutritionnelles par part : Kcal : 162, Protéines : 18.2g, Glucides : 12.8g, Graisses : 5.4g

13.   Smoothie Bleuet Pêche

Ingrédients :

20g de bleuets

1 grosse pêche, dénoyautée et coupée en dés

1 c.s. de graines chia

20cl de lait d'amandes

Préparation :

Mélanger tous les ingrédients dans un robot ménager. Mixer jusqu'à ce que la mixture soit onctueuse et verser dans des verres. Ajouter plus de graines de chia pour plus de gout et de nutriments.

Servir !

Informations nutritionnelles par part : Kcal : 335, Protéines : 28.5g, Glucides : 37.3g, Graisses : 10.1g

14. Crevettes à l'Avocat & Œufs

Ingrédients :

250g de crevettes, pelées et déveines

1 avocat de taille moyenne, mûr

120g de riz brun, précuit

2 œufs élevés en plein air

1 c.s. de miel

2 c.c. d'huile d'olive

¼ c.c. de poivre rouge, moulu

1 c.s. de vinaigre de vin rouge

2 c.s de graines de sésames

220g de haricots rouges, précuits

Préparation :

Chauffer l'huile d'olive dans une grande casserole a température moyenne. Ajouter le miel et bien mélanger jusqu'à ce qu'il fonde. Maintenant ajouter les crevettes et faire frire pendant quelques minutes de chaque côté. Assaisonner avec le sel et le poivre et retirer du feu. Utiliser la même casserole pour faire frire les œufs pendant environ 2 minutes. Verser dans une assiette et couper en lamelles.

Dans un petit saladier, mélanger le riz avec les haricots rouges et le vinaigre de vin rouge. Ajouter les lamelles d'œufs, les crevettes et les tranches d'avocat.

Informations nutritionnelles par part : Kcal : 246, Protéines : 26.5g, Glucides : 6.2g, Graisses : 14.7g

15.   Soupe Froide Rapide pour l'Été

Ingrédients :

2 tomates de taille moyenne, coupées en dés

1 gros concombre, pelé et tranché

220g de salade roquette émincée

1 c.s. de basilic frais, émincé

1 c.s. de coriandre fraiche, moulue

20cl de babeurre

1 c.s. de crème surette

½ c.c. de poivre noir, moulu

1 c.c. de sel

Préparation :

Mélanger le babeurre, la crème surette, le sel, le poivre, le basilic et la coriandre dans un grand saladier. Mélanger et mettre de côté.

Maintenant, mélanger les tomates, le concombre, et la roquette dans un robot ménager. Mixer jusqu'à ce qu'on obtienne une mixture crémeuse. Verser la mixture dans le saladier et bien mélanger.

Mettre au réfrigérateur pendant 30 minutes avant de servir.

Informations nutritionnelles par part : Kcal : 155, Protéines : 8.4g, Glucides : 16.7g, Graisses : 8.2g

16. Pommes de Terres Cuites à l'Huile d'Avocat

Ingrédients :

8 grosses pommes de terre, pelées et tranchées épaisses

3 œufs élevés en plein air, œufs durs

220g de faisselle, émiettée

2 c.s. d'huile d'avocat

1 c.s. de moutarde

1 c.c. de sel

½ c.c. de poivron rouge, moulu

Préparation :

Peler les pommes de terre et les couper en tranches épaisses. Cuire dans l'eau bouillante pendant environ 20-30 minutes, jusqu'à ce qu'elles soient tendres. Retirer du feu et laisser refroidir pendant un moment.

Pendant ce temps, faire bouillir les œufs pendant 10 minutes. Vous avez besoin d'œufs durs pour cette salade. Peler et couper les œufs en tranches.

Mélanger les œufs durs et les pommes de terre dans un saladier. Ajouter la faisselle, l'huile d'avocat, la moutarde, le sel et le poivre. Mélanger avec une salade. Couvrir et laisser refroidir pendant environ une heure.

Vous pouvez ajouter ½ c.s. de persil séché, en option.

Informations nutritionnelles par part : Kcal : 351, Protéines : 4.7g, Glucides : 37.2g, Graisses : 25.8g

17. Céleri avec Sauce à l'Aneth

Ingrédients :

200g de céleri, coupe en lamelles

1 petit concombre, coupe en lamelles

1 petite courgette, coupée en lamelles

1 bulbe de fenouil de taille moyenne, coupé en lamelles

1 c.s. de jus de citron

½ c.c. de sel

¼ c.c. de poivre noir, moulu

Pour la sauce :

220g de yaourt Grec

3 c.s. d'huile végétale

2 c.s. de jus de citron

½ c.c. de sel

¼ c.c. de poivre noir, moulu

1 c.c. d'aneth, émincé

Préparation :

Mélanger tous les ingrédients pour la sauce dans un saladier. Bien mélanger et mettre de côté.

Maintenant, mélanger tous les légumes dans un plat. Servir la sauce à côté ou verser sur les légumes.

Ajouter sel et poivre.

Informations nutritionnelles par part : Kcal : 105, Protéines : 10.5g, Glucides : 14.6g, Graisses : 6.3g

18.   Soupe de Légumes Verts

Ingrédients :

110g d'asperges, coupées en dés

60g d'épinards, émincés

1 c.s. de basilic frais, émincé

2 gousses d'ail, pressées

2 c.s. d'huile végétale

20cl de lait

2 c.s. de persil frais, émincé

½ c.c. de poivre noir, moulu

½ c.c. de sel

Eau

Préparation :

Mélanger les épinards, le lait, le basilic, et l'ail dans un robot ménager. Mixer jusqu'à ce que le tout soit tendre et mettre de côté.

Maintenant, mettre les asperges dans une grande casserole et ajouter 20cl d'eau. Ajouter la mixture et l'huile, mélanger. Ajouter plus d'eau si vous voulez une mixture plus crémeuse. Saupoudrer de sel et poivre. Couvrir, baisser la température et cuire pendant 20 minutes. Retirer du feu et mettre de côté pour refroidir.

Ajouter une cuillère a soupe de crème surette pour plus de gout, optionnel.

Informations nutritionnelles par part : Kcal : 105, Protéines : 7.7g, Glucides : 13.8g, Graisses : 4.5g

19.   Poulet à la Méditerranéenne

Ingrédients :

1kg d'escalopes de poulet, sans peau et os, coupées en dés

4 gousses d'ail, coupées en dés

1 oignon de taille moyenne oignon, pelé et tranché

2 grosses tomates, coupées en dés

2 c.s. d'huile d'olive vierge

1 c.s. de basilic frais, émincé

½ c.c. de poivre noir, moulu

½ c.c. de sel

1 c.c. de mélange pour légumes

4110g de riz blanc

Préparation :

Préchauffer l'huile dans une grande poêle a température moyenne-haute. Ajouter l'oignon et frire jusqu'à ce que qu'il soit tendre ou translucide. Maintenant, ajouter le poulet et l'ail.

Cuire pendant environ 10 minutes ou jusqu'à ce que le poulet soit dore, en mélangeant de temps en temps.

Pendant ce temps, mettre les tomates dans un robot ménager. Ajouter une pointe de sel et mixer jusqu'à ce que la mixture soit onctueuse. Verser la mixture dans la poêle et baisser la température. Ajouter du poivre. Couvrir et cuire pendant 25 minutes. Si la mixture est trop épaisse, ajouter de l'eau par moments. Enlever du feu et mettre dans un plat.

Pendant ce temps, mettre le riz dans de l'eau bouillante dans une grande casserole. Saupoudrer du mélange pour légumes et cuire pendant 15 minutes. Retirer du feu et égoutter.

Servir le riz avec la viande et rajouter le basilic frais pour l'assaisonnement.

Informations nutritionnelles par part : Kcal : 553, Protéines : 22.4g, Glucides : 41.2g, Graisses : 22.1g

20. Soupe de Flocons d'Avoine

Ingrédients :

110g de flocons d'avoine

1 grosse carotte, tranchée

220g de cèleri, tranché

110g de persil, émincé

1 petit oignon, tranché

3 c.s. d'huile végétale

1 c.s. de farine

½ c.c. de sel

½ c.c. de poivre noir, moulu

12cl de crème surette

Eau chaude

Préparation :

Préchauffer l'huile dans une grande casserole a température moyenne-haute. Ajouter l'oignon et frire jusqu'à ce qu'il soit mou. Maintenant ajouter le cèleri, la carotte et le persil et Mélanger.

Ajouter en mélangeant la farine et 50cl d'eau chaude. Saupoudrer de sel et poivre et couvrir. Réduire la température et cuire pendant 15 minutes.

Ajouter les flocons d'avoine et adapter le niveau d'eau. Ajouter plus d'eau si besoin. Bien mélanger et cuire pendant environ 20 minutes. Retirer du feu et ajouter la crème surette. Bien mélanger et laisser refroidir pendant un moment.

Servir chaud.

Informations nutritionnelles par part : Kcal : 85, Protéines : 3.2g, Glucides : 14.7g, Graisses : 1.7g

21. Omelette Espagnole

Ingrédients :

4 pommes de terre de taille moyenne, pelées et tranchées

5 gros œufs

1 petit oignon, en cubes

2 c.s. d'huile d'olive

1 c.s. de persil frais, émincé

½ c.c. de sel

½ c.c. de poivre noir, moulu

Préparation :

Battre les œufs dans un saladier. Ajouter une pointe de sel, le poivre, le persil et battre le tout. Mettre de côté.

Préchauffer l'huile dans une grande poêle à frire à température moyenne-haute. Ajouter les pommes de terre tranchées et faire frire pendant environ 5 minutes, jusqu'à ce que le tout soit croustillant. Ajouter les oignons et cuire pendant 2 minutes.

Ajouter les œufs dans la poêle et bien étaler sur les pommes de terre. Cuire pendant environ 3-4 minutes de chaque côté. Retirer du feu et couper en lamelles.

Servir avec des tranches de tomates ou un autre légume froid.

Informations nutritionnelles par part : Kcal : 157, Protéines : 9.8g, Glucides : 28.7g, Graisses : 3.6g

22.   Salade de Betteraves Cuites

Ingrédients :

4 betteraves de taille moyenne, pelées et coupé en dés

220g de poireau, coupé en dés

2 c.s. de jus de citron

1 c.c. de sel

½ c.c. de poivre noir, moulu

2 c.s. d'huile d'olive

220g de faisselle, émiettée

1 petite carotte, en morceaux

1 c.c. de persil, moulu

Préparation :

Verser 70cl d'eau dans une grande casserole et faire bouillir. Ajouter les betteraves et couvrir. Réduire la température et cuire jusqu'à ce qu'elles soient molles. Retirer du feu et égoutter. Mettre les betteraves dans un grand bol.

Maintenant, mélanger jus de citron, sel, poivre, et huile dans un petit saladier. Mélanger et mettre de côté.

Ajouter les poireaux et les carottes aux betteraves et bien mélanger. Ajouter la sauce et mélanger. Mettre de côté pendant environ 30 minutes pour laisser les saveurs se mélanger.

Juste avant de servir, ajouter la faisselle et le persil frais.

Informations nutritionnelles par part : Kcal : 161, Protéines : 6.2g, Glucides : 13.4g, Graisses : 6.8g

23.   Boules de Protéines à l'Avoine

Ingrédients :

300g de flocons d'avoine

110g de beurre de cacahuètes

55g d'amandes, émincées

3 c.s. de miel

1 c.s. de graines chia

1 c.s. d'extrait de vanille, bio

70cl de lait

Préparation :

Mettre 220g de flocons d'avoine dans un saladier. Ajouter les autres ingrédients « secs » et Mélanger.

Maintenant, ajouter le beurre de cacahuètes et le miel. Bien mélanger et ajouter le lait et l'extrait de vanille.

Faire les boules avec vos mains, ajouter le reste des flocons d'avoine, et mettre au réfrigérateur pendant environ 30 minutes.

Informations nutritionnelles par part : Kcal : 261, Protéines : 21.2g, Glucides : 34.5g, Graisses : 6.3g

24.   Choux de Bruxelles à la Vinaigrette Kéfir

Ingrédients :

500g de choux de Bruxelles en moities

5 gousses d'ail, coupées en dés

2 c.s. d'huile d'olive

½ c.c. de sel

¼ c.c. de poivre noir, moulu

1 c.s. de beurre

Pour la vinaigrette :

110g de kéfir

1 c.s. de jus de citron

110g de roquette, émincée

½ c.c. de sel

1 c.s. d'huile d'olive

Préparation :

Préchauffer le four a 200°C.

Mettre les choux de Bruxelles dans une casserole d'eau bouillante. Baisser la température et cuire pendant environ 10 minutes, ou jusqu'à ce qu'ils soient mous. Retirer du feu, égoutter, et mettre de côté.

Faire fondre le beurre dans une poêle à température moyenne-haute. Ajouter l'ail et faire frire jusqu'à ce qu'il soit translucide. Ajouter les choux de Bruxelles et saupoudrer de sel et de poivre. Cuire pendant 3 minutes et Retirer du feu. Mettre de côté pour refroidir et verser dans de grands bols.

Pendant ce temps, mélanger les ingrédients pour la vinaigrette dans un saladier de taille moyenne. Bien mélanger pour laisser les saveurs se mélanger

Verser un filet de vinaigrette sur les choux de Bruxelles et servir !

Informations nutritionnelles par part : Kcal : 167, Protéines : 6.3g, Glucides : 10.5g, Graisses : 14.8g

25. Spaghettis de Crevettes aux Légumes

Ingrédients :

225g de crevettes, pellées et déveines

110g de cèleri émincé

2 carottes de taille moyenne, tranchées

2 gousses d'ail, coupées en dés

110g de poireaux, coupés en dés

1 c.s. d'huile d'olive

500g de spaghettis (ou de tagliatelles fraiches)

1 c.c. de persil frais, émincé

1 c.c. de sel

½ c.c. de poivre noir, moulu

3 c.s. de Parmesan, râpé

Préparation :

Utiliser les instructions du paquet pour cuire les spaghettis. Lorsqu'ils sont cuits, égoutter, et mettre de côté.

Préchauffer l'huile dans une grande poêle à température moyenne-haute. Ajouter l'ail, le cèleri, et les poireaux.

Cuire pendant environ 3 minutes et ajouter les crevettes. Réduire la température et saupoudrer de sel et poivre. Cuire pendant 5 minutes en mélangeant constamment. Ajouter 50cl d'eau et couvrir. Cuire pendant 15 minutes ou jusqu'à ce que l'eau se soit évaporée. Retirer du feu et mettre avec les spaghettis, et saupoudrer de persil, sel et poivre.

Ajouter le Parmesan et servir.

Informations nutritionnelles par part : Kcal : 220, Protéines : 8.3g, Glucides : 44.4g, Graisses : 9.8g

26. Smoothie Curcuma Ananas

Ingrédients :

220g d'ananas, coupé en dés

50g de mangue, coupée en dés

50g de baies Goji

50g de yaourt Grec

1 c.c. de curcuma, moulu

1 c.c. de cannelle, moulu

1 c.c. de farine de coco

½ c.s. de miel

Préparation :

Mélanger tous les ingrédients dans un robot ménager. Mixer pendant environ 1 minute jusqu'à ce que vous ayez un smoothie crémeux. Verser la mixture dans des verres et mettre au réfrigérateur pendant environ 1 heure avant de servir.

Juste avant de servir vous pouvez saupoudrer le smoothie de zeste d'orange ou de citron pour plus de gout.

Bon appétit !

Informations nutritionnelles par part : Kcal : 220, Protéines : 5.6g, Glucides : 32.4g, Graisses : 1.2g

27. Dinde à la Cocotte

Ingrédients :

1kg d'escalopes de dinde, sans eau ni peau, coupée en dés

100g d'épinards, émincés

1 c.s. de poudre de chili

50cl de bouillon de légumes

2 c.s. de jus de citron

1 c.c. de sel

1 c.c. de poivre noir, moulu

2 c.s. d'huile d'olive

Préparation :

Préchauffer l'huile dans une cocotte a température moyenne-haute.

Pendant ce temps, rincer et nettoyer la viande. Enduire la viande de sel et de poivre.

Mettre la viande dans la cocotte et cuire pendant environ 10 minutes. Maintenant, ajouter les épinards, le chili et le bouillon de légumes. Si besoin, ajouter de l'eau pour que tous les ingrédients soient couverts. Réduire la température et couvrir. Cuire pendant 2 heures. Retirer du feu et laisser refroidir.

Juste avant de servir, verser un filet de jus de citron sur chaque portion.

Informations nutritionnelles par part : Kcal : 270, Protéines : 35.5g, Glucides : 32.8g, Graisses : 24.2g

28.   Boules de Cacao Cru et de Graines de Chia

Ingrédients :

220g d'amandes émincées

110g de beurre de cacahuètes

110g de miel

2 c.s. de graines de chia

55g de poudre de cacao cru

55g de chocolat noir râpé, 85%

6cl de lait écrémé

Préparation :

Mélanger tous les ingrédients dans un saladier et bien mélanger. Former les boules en utilisant vos mains et mettre au réfrigérateur pendant environ 30 minutes.

Informations nutritionnelles par part : Kcal : 269, Protéines : 24.4g, Glucides : 38.2g, Graisses :8.5g

29.   Salade de Calamar Chaud

Ingrédients :

1kg de calamar, nettoyé et coupé en morceaux

2 c.s. de jus de citron

110g d'oignons nouveaux, coupés en dés

2 poivrons de taille moyenne, coupés en dés

3 c.s. d'huile d'olive

1 c.c. de sel

½ c.c. de poivre noir, moulu

Préparation :

Mettre le calamar dans une grande casserole. Ajouter assez d'eau pour que le calamar soit couvert. Cuire à température moyenne pendant environ 15 minutes. Retirer du feu et égoutter. Verser dans un grand bol.

Ajouter les oignons nouveaux, les poivrons, l'huile d'olive, le sel, et le poivre et bien mélanger. Mettre de côté et couvrir pendant 2 heures afin de laisser les saveurs se mélanger.

Servir.

Informations nutritionnelles par part : Kcal : 302, Protéines : 35.2g, Glucides : 46.5g, Graisses : 20.3g

30. Champignons Portobellos Fourrés aux Œufs et Jambon Prosciutto au Four

Ingrédients :

6 têtes de champignons portobellos, nettoyés et sans queue

6 tranches de jambon Prosciutto

6 gros œufs

1 c.c. de persil frais

3 c.s. d'huile d'olive

½ c.c. de sel

1 c.c. of poivre noir, moulu

Préparation :

Vos champignons doivent êtres nettoyés et coupe en forme de petits bols. Ajouter de l'huile d'olive sur le dessus des têtes afin de les cuire facilement et qu'elles n'attachent pas à la feuille de papier sulfurisé.

Mettre une feuille de papier sulfurise sur une plaque et mettre les têtes de champignons dessus. Prendre une tranche de jambon Prosciutto et la fourrer dans une tête de champignon, répéter pour toutes et être sûr qu'elles soient bien à l'intérieur.

Une fois les têtes de champignons fourrées, les mettre de côté. Casser un œuf dans un saladier et rajouter un peu d'œuf sur chaque tranche de jambon. Cela peut prendre du temps parce que l'œuf risque de retourner les têtes de champignons ou déborder.

Une fois les œufs dans les têtes de champignon, ajouter du sel du persil et du poivre. Ne pas mettre trop de sel car le jambon et déjà sale et cela risque de rendre le plat trop sale ou amer.

Une fois tout assaisonné, mettre la plaque dans le four. Faire attention à ne pas renverser les têtes de champignon. Une fois à l'intérieur, laisser cuire pendant 30 minutes ou jusqu'à ce que vous ayez l'impression que le plat soit cuit à votre gout.

Laisser les refroidir un petit peu avant de les sortir du four.

Servir :

Servir chaud ou froid avec un peu de crème surette et de la ciboulette.

Informations nutritionnelles par part : Kcal : 134, Protéines : 14.2g, Glucides : 0.7g, Graisses : 7.8g

31.   Saumon au Citrus

Ingrédients :

500g de filet de saumon sauvage, sans peau et coupé en dés

3 c.s. de jus de citron

1 c.s. d'huile d'olive

2 c.s. de farine

60g de beurre

120g d'asperges entières

1 c.s. de jus de citron vert

1 c.c. de zeste de citron vert

1 c.c. de sel

1 c.c. de poivre noir, moulu

Préparation :

Mettre les bouts de poisson dans un grand saladier. Ajouter la farine, le sel et le poivre et en enduire les filets.

Mélanger le beurre et l'huile dans une grande poêle à température moyenne-haute. Faire chauffer jusqu'à ce que le beurre soit fondu et ajouter le poisson. Cuire pendant 15 minutes, ou jusqu'à ce que le poisson soit cuit.

Verser le tout dans un grand saladier et remettre la poêle sur le feu.

Ajouter le jus de citron, le jus de citron vert, et les asperges et cuire pendant 5 minutes, en mélangeant de temps en temps.

Remettre le saumon dans la poêle, ajouter du sel et du poivre, et tout mélanger. Cuire pendant 5 minutes et retirer du feu. Tout mettre dans un plat.

Saupoudrer de zeste de citron vert et servir.

Informations nutritionnelles par part : Kcal : 282, Protéines : 42.1g, Glucides : 7.5g, Graisses : 12.2g

32.   Pancakes de Baies Sauvages à la Farine de Riz

Ingrédients :

220g de baies sauvages, fraiches

110g de farine de riz

12cl lait écrémé

12cl de lait d'amandes

3 c.s. de miel

1 c.c. d'extrait de vanille, bio et en poudre

1 c.c. de levure chimique

1 œuf entier

12cl de crème allégée

12cl de sirop d'agave

1 c.s. d'huile de tournesol

Préparation :

Mélanger la farine, la levure chimique, le lait écrémé et le lait d'amandes dans un saladier et bien mélanger avec une fourchette, jusqu'à ce que la mixture soit onctueuse.

Dans un autre saladier, mixer la crème avec 3 c.s. de miel, l'extrait de vanille, et l'œuf. Battre avec une fourchette ou encore mieux avec un mixer électrique. Vous voulez une sorte de mousse.

Verser dans un bol et laisser épaissir.

Couvrir et laisser reposer pendant environ 15 minutes.

Faire chauffer une cuillère à soupe d'huile de tournesol dans une poêle.

Utiliser 6cl du mélange pour pancakes pour en faire un. Vous pouvez utiliser des moules a pancakes mais c'est en option.

Faire cuire les pancakes pendant environ 2-3 minutes de chaque côté. Cela devrait donner 6 pancakes.

Etaler 1 c.s. de sirop d'agave sur chaque pancake, verser les baies dessus et servir.

Informations nutritionnelles par part : Kcal : 312, Protéines : 38.1, Glucides : 42.4g, Graisses : 25.5g

33. Tagliatelles dans une Sauce au Melon

Ingrédients :

500g de pates tagliatelles précuites

1 petit melon, pelé, sans graines et coupé en dés

60g de beurre

20cl de crème sucrée

½ c.c. e sel

½ c.c. de poivre noir, moulu

1 c.c. mélange pour légume

50g de parmesan râpé

1 c.s. de persil frais, émincé

Préparation :

Utiliser les instructions de la boite pour cuire les pâtes. Bien égoutter et verser dans un grand saladier.

Pendant ce temps, mélanger les bouts de melon et la crème dans un robot ménager. Mixer jusqu'à ce que la mixture soit onctueuse. Mettre de côté.

Faire fondre le beurre dans une grande poêle à température moyenne. Ajouter la mixture crème-melon, le sel, le poivre, et le mélange pour légume. Ajouter 12cl d'eau chaude et remuer constamment. Cuire pendant 10 minutes et retirer du feu.

Verser la sauce sur les pâtes et garnir de parmesan et de persil.

Informations nutritionnelles par part : Kcal : 293, Protéines : 9.6g, Glucides : 63.7g, Graisses : 15.8g

34. Choux de Bruxelles à la Sauce Coco

Ingrédients :

500g de Choux de Bruxelles

50cl de lait de coco

4 oignons, coupés en dés

1 c.s. d'huile d'olive

½ c.c. de sel

½ c.c. de poivre noir, moulu

110g de pâte de noix de cajous

1 c.s. coriandre fraiche, émincée

Préparation :

Faire chauffer de l'huile d'olive dans une grande poêle. Ajouter les oignons faire frire pendant plusieurs minutes. Ajouter les choux de Bruxelles et la pâte de noix de cajous. Réduire la température et cuire pendant environ 5 minutes.

Ajouter le lait de coco, du sel et du poivre et couvrir. Cuire pendant environ 10 minutes à température moyenne-basses.

Retirer du feu et saupoudrer de coriandre fraiche.

Informations nutritionnelles par part : Kcal : 123, Protéines : 4.5g, Glucides : 10.6g, Graisses : g

35.   Minestrone Épicé de Légumes

Ingrédients :

110g d'haricots verts, moities

2 carottes de taille moyenne, tranchées

110g de cèleri, émincé

110g d'haricots blancs

1 grosse courgette, pelée et tranchée

1 oignon de taille moyenne, tranché

3 c.s. d'huile végétale

3 gousses d'ail, émincées

1 c.c. de basilic frais, émincé

1 c.c. of chili, moulu

1 c.s. de poivre de Cayenne, moulu

1 c.c. de romarin, émincé

20cl de sauce tomate

1 c.s. de persil frais, émincé

1 c.c. de mélange pour légumes

Préparation :

Chauffer l'huile dans une grande casserole a température moyenne-haute. Ajouter l'ail et l'oignon et laisser frire pendant 2 minutes. Maintenant, ajouter les carottes, les haricots verts, la courgette et le cèleri. Saupoudrer de sel et de poivre et ajouter de l'eau jusqu'à ce que tous les ingrédients soient couvert. Couvrir et réduire la température. Cuire pendant environ 15 minutes et ajouter la sauce tomate et tous les autres épices.

Cuire pendant une heure et retirer du feu. Découvrir et laisser refroidir pendant un moment

Juste avant de servir, saupoudrer de romarin frais pour plus de gout.

Informations nutritionnelles par part : Kcal : 120, Protéines : g, Glucides : 63.7g, Graisses : 15.8g

36. Flocons d'Avoine à la Pomme et à la Cannelle

Ingrédients :

110g de flocons d'avoine sans gluten

20cl d'eau

1 pomme Alcmène, pelée et râpée

1 pomme, tranchée

2 c.s. de yaourt d'amandes

1 c.c. de cannelle, moulue

Préparation :

Faire bouillir de l'eau et ajouter les flocons d'avoine. Faire cuire pendant plusieurs minutes et réduire la température.

Ajouter la pomme Alcmène et la cannelle. Laisser mijoter pendant 10 minutes. Retirer du feu.

Ajouter le yaourt d'amandes sur le dessus et l'autre pomme tranchée. Servir chaud.

Informations nutritionnelles par part : Kcal : 120, Protéines : 3.5g, Glucides : 25.8g, Graisses : 1.3g

37. Pâtes de Riz à la Salsa Faite Maison

Ingrédients :

1 paquet de pâtes de riz

3 grosses tomates mûres

1 c.s. d'huile d'olive

2 gousses d'ail, pressées

½ c.c. d'origan séché

¼ c.c. de sel

Préparation :

Utiliser les instructions du paquet pour cuire les pâtes. Rincer et égoutter. Mettre de côté.

Peler et couper les tomates en gros bouts. Bien conserver tout le jus.

Faire chauffer l'huile a température moyenne. Ajouter l'ail et faire frire pendant plusieurs minutes.

Maintenant ajouter les tomates, l'origan, et le sel. Réduire la température et cuire jusqu'à ce que the tomates soient molles.

Ajouter 6cl d'eau et cuire pendant 10 minutes en remuant constamment.

Couper le feu, ajouter les pâtes et couvrir. Laisser reposer pendant 10 minutes avant de servir.

Servir avec du fromage râpé, de parmesan râpé, l'ail ou ce que vous souhaitez.

Informations nutritionnelles par part : Kcal : 390, Protéines : 12.4g, Glucides : 44.3g, Graisses : 26.4

AUTRES TITRES DE CET AUTEUR

70 Recettes de Repas Efficaces pour Eviter et Résoudre le Surpoids : Bruler de la Graisse Rapidement en Utilisant le Bon Régime et la Nutrition Intelligente

Par

Joe Correa CSN

48 Recettes de Repas pour Résoudre l'Acné : Le Moyen Naturel et Rapide de Dire Au Revoir à votre Acné en Moins de 10 Jours !

Par

Joe Correa CSN

41 Recettes de Repas pour Éviter Alzheimer : Réduire ou Eliminer votre Maladie Alzheimer en 30 Jours ou Moins !

Par

Joe Correa CSN

70 Recettes de Repas Contre le Cancer du Sein : Eviter et Combattre le Cancer du Sein avec la Nutrition Intelligente et les Nourritures Puissantes

Par

Joe Correa CSN

www.ingramcontent.com/pod-product-compliance
Lightning Source LLC
Chambersburg PA
CBHW051038030426
42336CB00015B/2936